NOTICE

SUR L'ACTION DES

Médicaments Antiseptiques ASSOCIÉS

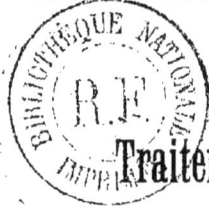

DANS LE

Traitement des Maladies de la Peau

Par Jʰ. BLANC

Pharmacien - Chimiste de l'Ecole Supérieure de Pharmacie
de Montpellier

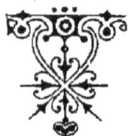

NICE

IMPRIMERIE V.-ÉUG. GAUTHIER ET Cᵒ

27, Avenue de la Gare, 27

—

1901

NOTICE

SUR L'ACTION DES

Médicaments Antiseptiques ASSOCIÉS

DANS LE

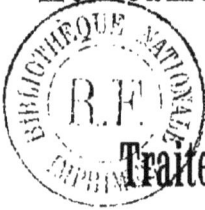

Traitement des Maladies de la Peau

Par Jʰ. BLANC

Pharmacien-Chimiste de l'Ecole Supérieure de Pharmacie
de Montpellier

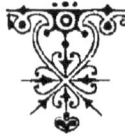

NICE

IMPRIMERIE V.-EUG. GAUTHIER ET Cᵒ

27, Avenue de la Gare, 27

—

1901

NOTICE

Sur l'Action des Médicaments Antiseptiques ASSOCIÉS

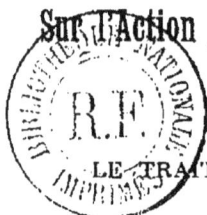

DANS

LE TRAITEMENT DES MALADIES DE LA PEAU

La dermatologie (étude des maladies de la peau) a bénéficié comme toutes les branches de la médecine des travaux de Pasteur, la nature microbienne de ces affections étant absolument établie : ce qui impose par déduction toute naturelle la médication de ces maladies par les *antiseptiques*, comme du reste l'a prouvé et confirmé de tous points l'observation ; et c'est bien surtout à propos d'elles que la médecine pratique a bénéficié des nouvelles doctrines au même titre que la chirurgie.

Contrairement aux préjugés trop répandus d'une manière générale, il y a en effet un cliché qu'on rencontre trop souvent dans les publications de tout genre : c'est que la chirurgie seule fait des progrès et que la médecine reste stationnaire. Rien n'est moins vrai et plus injuste que cet adage trop répandu. Pour s'en convaincre, il suffit de rappeler que grâce aux progrès de la médecine la moyenne de la vie humaine s'élève de plus en plus.

Voici des chiffres qui mettront le fait en évidence : à la fin du siècle dernier, sa durée moyenne est de 29 ans; en 1850 elle est de 32 ans ; actuellement elle est de 44 à 45 ans. Tels sont les faits, qui ne souffrent pas de discussion.

Pour se rendre compte de la précision et de la simplification qu'ont apportées les doctrines microbiennes dans le traitement des maladies de la peau, il suffit de parcourir les formulaires qui ont précédé l'avènement de ces doctrines, et l'on reconnaîtra d'après le fatras de formules qui y sont relatives combien la médication de ces maladies était incertaine et par trop empirique. Toutefois il n'est que juste de reconnaître que l'Ecole de St-Louis représentée par Bazin Hardy, avait pressenti par l'observation l'indication des principaux médicaments *soufre, arsenic, oxyde de zinc, turbith, cuivre, mercure, fer, manganèse, argent, or*, etc., mais qu'elle ignorait leur mode d'action comme antiseptiques, les doctrines nouvelles étant d'hier pour ainsi dire. L'évolution due aux doctrines microbiennes a eu surtout pour effet de généraliser et simplifier la médication locale en la constituant avec des antiseptiques et surtout *en les associant,* car l'expérience a démontré d'une manière irréfutable que dans une association de ces médicaments les effets s'ajoutent comme efficacité : c'est ce que nous avons cherché à obtenir, et pouvons dire pleinement réalisé dans la préparation du spécifique pour traitement local que nous présentons aujourd'hui. Sous son influence, les symptômes communs aux éruptions cutanées, rougeur, chaleur, démangeaison, prurit, sécrétion de sérosité ou de pus s'amendent rapidement mais, il va sans dire que cette médication locale n'aura pas d'influence *sur la cause* qui produit ces manifestations, et qu'on devra la combattre par les moyens appropriés et variables suivant la nature de chacune d'elles.

C'est également dans l'usage des antiseptiques combinés aux balsamiques qui du reste agissent comme tels, employés en frictions lotions, embrocations, que consistera l'hygiène préventive des maladies de la peau.

Pour bien comprendre le mode d'action des antiseptiques dans ces affections, quelques notions sont indispensables.

En médecine, les maladies de la peau sont comprises sous la dénomination commune *d'Herpétisme,* qui est une des principales *diathèses* qui affligent l'humanité.

On appelle *diathèse* la prédisposition de chacun à contracter certaines maladies déterminées, en un mot, c'est l'état du corps particulier à chaque individualité. (Rappelons pour mémoire les principales diathèses : arthritique ou rhumatismale, herpétique qui ont beaucoup de caractères communs, comme causes et comme symptômes ; la diathèse syphilitique, tuberculeuse, etc., etc.)

Il n'entre pas dans notre cadre de nous étendre sur ce sujet, toutefois pour donner quelques notions sur cette *diathèse herpétique* qui sont du domaine purement médical, nous empruntons *le chapitre* sur l'herpétisme de la peau et du pharynx à l'intéressante publication sur ces affections *en général : (Des maladies diathésiques)* du Dr M. Odin (de Nice), qu'une longue pratique auprès d'une importante station sulfureuse a mis à même de faire de nombreuses observations et de juger la question en connaissance de cause.

— *Herpétisme.* — La dénomination d'herpétisme s'applique à des affections disparates qui comprennent les maladies de la peau en général et particulièrement celles qui sont connues sous le nom de dartres, diathèses dartreuses dont il est synonyme.

Dartres. — L'éthymologie du nom est obscure. En usage dès les XIVᵉ et XVᵉ siècles, il sert à dénommer une classe des maladies de la peau d'aspect désagréable, sujettes à des récidives et se développant sous l'influence d'un principe particulier désigné sous le nom de virus dartreux. Ici il est important de faire une distinction : Si les mots virus dartreux ou herpétisme désignent une même diathèse étant synonymes, il n'en est pas de même du mot *herpès* qui sert à désigner et caractériser une maladie de peau déterminée, caractérisée par des vésicules confluentes comme cela se produit pour l'herpès des lèvres ou des parties génitales très répandu qui a donné et donne souvent lieu à des erreurs de diagnostic par suite des analogies qu'il présente avec d'autres ulcérations vénériennes.

Cette distinction entre l'herpès et la diathèse dartreuse étant bien établie, on comprend sous cette dénomination *l'eczéma, le lichen, le psoriasis, le pityriasis* qui ont pour caractères communs une longue durée, une tendance aux récidives et absence de contagiosité.

Les dartres ne sont pas contagieuses, elles ont une tendance manifeste à s'étendre au-delà du siège primitif, elle sont sujettes aux récidives et s'accompagnent de prurit généralisé ou localisé particulièrement aux organes génitaux, chez la femme surtout. En général, elles peuvent, par ce caractère, être confondues avec des maladies parasitaires (gale, lichen). Elles ne sont pas contagieuses même par inoculations, par suite de piqûres avec des épingles ou des aiguilles imprégnées de virus dartreux ou plutôt de la matière séro-purulente qu'elles secrétent.

Les éruptions dartreuses sont souvent accompagnées d'une sensation de chaleur, de cuisson, de douleur même, provenant de l'inflammation produite par l'agglomération de plusieurs vésicules qui constituent l'éruption herpétique, laquelle peut se localiser sur certaines parties du corps ou s'étendre et envahir les parties saines ; souvent, ces éruptions sont symétriques. C'est ainsi qu'on voit les deux coudes, les deux genoux, se garnir de plaques de psoriasis.

Ces dartres ne sont pas profondes, elles intéressent seulement l'épiderme, le derme n'est pas atteint, ce qui explique l'absence de cicatrices qu'on constate après la guérison.

Si la maladie se prolonge, il y a de l'inappétence, de l'amaigrissement résultant des troubles profonds de la nutrition, en même temps existence de démangeaisons qui empêchent le sommeil et déterminent un affaiblissement considérable de l'état général. A part la cuisson, la chaleur que nous venons de signaler, il est rare que les éruptions herpétiques déterminent de la fièvre, souvent même elles agissent comme des révulsifs salutaires, comme dans la bronchite qui disparait ou se trouve très atténuée par la production d'une poussée généralisée ; quelquefois, il y a sécrétion abondante et active de séro-pus auquel cas ne tardent pas à se produire l'affaiblissement général, l'altération des fonctions digestives, l'amaigrissement.

La diathèse herpétique apparaît chez les gros comme chez les maigres sans qu'il y ait de constitution spéciale prédisposant en apparence. Les fonctions digestives sont assez bonnes, la diarrhée est rare, mais souvent il y a des gastralgies, des dyspepsies avec ou sans prédominance de l'acidité de l'estomac. On constate, en outre, un développement exagéré des papilles de la langue, de l'angine granuleuse, des bronchites, des coryzas ; chez la femme, de la leucorrhée, des ulcérations du col utérin.

En même temps que les manifestations de la peau il y a des accidents sur les muqueuses tels que : conjonctivites pour les yeux, coryza pour la muqueuse nasale. Cette co-existence était facile à prévoir : les muqueuses n'étant qu'une peau intérieure qui tapisse les cavités naturelles.

Ces éruptions du côté de la peau et des muqueuses peuvent exister ensemble ou alterner : de là la doctrine de la répercussion des dartres qui conduit à conclure qu'il ne serait pas indiqué de guérir une poussée dartreuse de peur de provoquer des désordres plus graves. Cette assertion n'est nullement démontrée et l'on part d'un principe erroné. Mais étant donné, ce que confirme l'observation absolument, que deux maladies diathésiques ne peuvent pas exciter simultanément, avec la même intensité de symptômes, il s'ensuit que l'une s'efface momentanément devant la seconde, la preuve c'est que celle-ci guérie, la première reparaît. Aussi, en pareille circonstance, la nouvelle maladie est l'effet et non la cause : c'est ainsi que l'eczémateux qui contracte une bronchite voit son affection cutanée disparaître momentanément, parce que la maladie a une intensité plus grande que la première. Il n'y a donc pas métastase, suivant les préjugés trop répandus, mais balancement des effets et non répercussion.

L'étiologie ou histoire des causes de l'herpétisme est suffisamment établie : En première ligne il faut noter l'hérédité soit directe, soit chez les collatéraux ; une génération peut être indemne et la suivante être affectée. La diathèse ne se trouvera pas toujours dans son intégrité et sous la même forme. Souvent il y a des transformations ; c'est ainsi que l'eczéma devient de l'impétigo, le lichen du pityriasis et du psoriasis : aussi est-il à remarquer que ces divers ordres de manifestations, eczémas, affections humides, psoriasis, affections sèches, ne peuvent coexister ensemble.

Indépendamment de la cause avérée, l'hérédité, il y a des causes occasionnelles chez les tempéraments prédisposés, telles que l'usage de certains aliments : poissons, salade surtout, le porc, le gibier noir faisandé, l'usage de liqueurs alcooliques, sont des causes déterminantes de l'apparition des accidents. Il faut citer encore le contact de la peau par des pommades liniments irritants : certaines professions y prédisposent également : celle des confiseurs qui manient du sucre, des boulangers, cuisiniers, exposés à une chaleur intense, les influences morales, les chagrins, la peur, sont également des éléments importants de production des accidents, les grandes émotions : c'est ainsi qu'on voit apparaître un eczéma généralisé chez un homme qui a failli se noyer.

Classification. — Hardy a classé ainsi les dermatoses ou maladies de la peau : *Eczémas, Impetigo, Lichen, Pityriasis, Psoriasis,* dont les caractères sont variés quoique offrant entre elles des rapports nombreux et évidents.

Nature des diathèses. — En quoi consiste la disposition constitutionnelle prédisposante et productive. Il est impossible de le dire d'une manière certaine. Il faut admettre une prédisposition spéciale particulière à chaque individualité: en un mot, une diathèse suivant la définition. Les diathèses seraient une dans leur nature. C'est ainsi que la tuberculose, serait une transformation de la scrofule, le cancer dériverait de l'herpétisme.

Diagnostic. — Les manifestations herpétiques se reconnaissent d'après les symptômes que nous avons énumérés sommairement. Il n'entre pas dans notre programme d'étudier les symptômes particuliers à chaque groupe, nous nous bornerons à les résumer pour montrer que leurs variétés sont nombreuses et complexes :

Eczéma. — Réunion de vésicules suintantes et se terminant par desquamation.

Lichen. — Affection papuleuse présentant deux variétés : lichen simple, lichen ruber, rougeurs.

Psoriasis. — Caractérisé par des squames blanches épaisses sous forme de couches, il y en a différentes variétés. Il se rencontre surtout aux coudes, aux genoux, à la racine des cheveux. Il est très rebelle et sujet à récidive.

Pityriasis. — Affection fréquente s'accompagnant d'une desquamation fine à lamelles minces : plusieurs variétés également.

Impetigo. — Se présente sous forme de taches qui se couvrent de véritables pustules, peu ou pas prurigineuses ; se rencontre surtout chez les tempéraments lymphatiques.

Ecthyma. — Affection pustuleuse se recouvrant d'une croûte brune et pouvant s'inoculer à l'individu lui-même.

Urticaire. — Plaques saillantes avec prurit éphémère ; nombreuses variétés.

Prurigo. — Papules s'accompagnant de prurit très accentué.

Gale. — Affection parasitaire due à la présence sous l'épiderme d'un insecte connu sous le nom de sarcopte. Il creuse des sillons ou galeries sous l'épiderme, assez facilement reconnaissables, particulièrement à la main, le long des doigts, sur le ventre. La gale est toujours accompagnée de prurit, plus ou moins accentué dans le jour, mais qui augmente par la chaleur du lit.

Affections du cuir chevelu. — Parmi les affections du cuir chevelu nous citerons les plus fréquentes :

La Tricophytie. — La tricophytie est due à un champignon, le *tricophyton tonsurans.* Cette affection est commune à l'homme, aux animaux (souris, chien, chat, lapin). C'est la maladie connue sous le nom de teigne tondante, propre à l'enfance, exceptionnelle après quinze ans. Elle se présente sous forme de plaques, rondes, ou ovales et peu élevées. Cette maladie guérit généralement sans entraîner l'*alopécie* (perte de cheveux) définitive.

Le Favus. — Propre à l'enfance, se présente sous forme de croûtes jaunes d'une odeur particulière. Abandonné à lui-même, il entraîne l'alopécie définitive.

Pelade. — Se présente sous forme de plaques lisses et absolument blanches. Elle est contagieuse dans un grand nombre de cas. Ces

plaques tendent à se développer en surface,
si l'on n'intervient pas par un traitement
énergique.

Caractères généraux de l'Herpétisme. —
L'herpétisme, comme toutes les diathèses peut
se porter sur tous les organes. On reconnaît
pour l'estomac la dyspepsie herpétique ; pour
les bronches, la bronchite herpétique ; pour la
gorge la pharyngite herpétique ; l'angine herpétique qui présente plusieurs variétés.

La diathèse herpétique par ses manifestations du côté du pharynx a cela de commun
avec toutes les autres. C'est ainsi qu'on dis-
tingue la *pharyngite herpétique, arthritique
ou rhumatismale, tuberculeuse, syphilitique,
scrofuleuse, chlorotique, cancéreuse.*

Les diathèses, a dit l'éminent et si regretté doc-
teur Jules Simon, se donnent rendez-vous dans
le pharynx. On dirait que la nature a voulu
qu'à l'entrée de l'organisme chacune d'elles
laissât sa marque particulière pour aider le
diagnostic.

De ce qui précède, il résulte que deux
indications précises se présentent : 1° Un
traitement local par les *antiseptiques combinés,* qui a pour effet de modifier et faire
disparaître les symptômes communs aux
diverses éruptions : rougeur, chaleur, déman-

geaison, production de sérosité ou de pus suivant les cas ; 2° Une médication générale s'adressant à la cause productrice et destinée à transformer cet état particulier du globule sanguin qui constitue la diathèse herpétique. (C'est ainsi qu'agissent les eaux thermales, en général, *sulfureuses, arsenicales, sulfureuses-arsenicales* qui doiventleur efficacité bien connue pour ce genre d'affections à leurs principaux éléments constitutifs, *soufre, arsenic, fer, manganèse,* lesquels ne sont autre chose que des *antiseptiques naturels,* agissant comme *tels* soit pour la médication locale (bains, douches, etc.) soit pour la médication générale (cure en boissons, inhalations, etc.).

La médecine pratique emploie comme curatifs de l'Herpétisme les végétaux ou les minéraux, tels que *soufre, arsenic, mercure, cuivre, argent, or, fer, manganèse,* suivant les cas. Comme pour toute médication générale, le traitement devra être simple, actif, persévérant, surveillé à certains intervalles, 8 à 15 jours, *et progressif quant aux doses,* de manière à ce que l'organisme soit complètement transformé par le médicament approprié à chaque cas et l'état herpétique annihilé d'après l'adage bien connu en médecine : « *Sublata causa tollitur effectus* ». *La cause étant détruite, l'effet disparaît.*

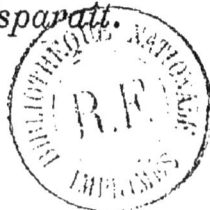

www.ingramcontent.com/pod-product-compliance
Lightning Source LLC
Chambersburg PA
CBHW050450210326
41520CB00019B/6151